BEI GRIN MACHT SICH IHR WISSEN BEZAHLT

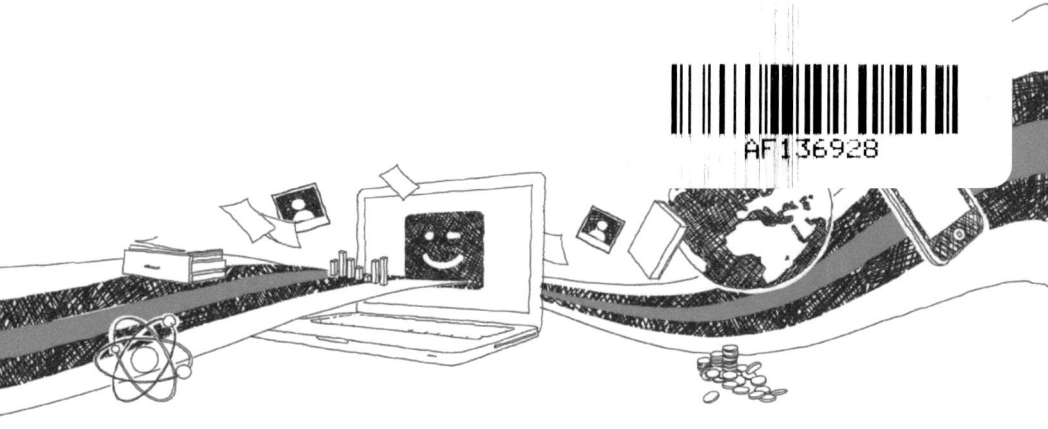

- Wir veröffentlichen Ihre Hausarbeit,
  Bachelor- und Masterarbeit

- Ihr eigenes eBook und Buch -
  weltweit in allen wichtigen Shops

- Verdienen Sie an jedem Verkauf

Jetzt bei www.GRIN.com hochladen
und kostenlos publizieren

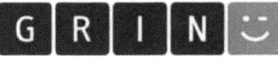

Gesundheitsversorgung in Deutschland. Versorgungs-, Leistungs-, Finanz- und Kundenmanagement sowie innovative Versorgungsformen

Bernard Cui

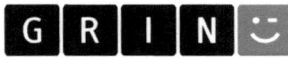

Bibliografische Information der Deutschen Nationalbibliothek:

Die Deutsche Nationalbibliothek verzeichnet diese Publikation in der Deutschen Nationalbibliografie; detaillierte bibliografische Daten sind im Internet über http://dnb.d-nb.de abrufbar.

ISBN: 9783346575203
Dieses Buch ist auch als E-Book erhältlich.

Druck und Bindung: Books on Demand GmbH, Norderstedt Germany
Gedruckt auf säurefreiem Papier aus verantwortungsvollen Quellen

Das vorliegende Werk wurde sorgfältig erarbeitet. Dennoch übernehmen Autoren und Verlag für die Richtigkeit von Angaben, Hinweisen, Links und Ratschlägen sowie eventuelle Druckfehler keine Haftung.

Das Buch bei GRIN: https://www.grin.com/document/1163434

Master of Arts Prävention und Gesundheitsmanagement

Modul: Gesundheitsmanagement 3

Einsendeaufgabe

„Gesundheitsversorgung in Deutschland"

Von: Bernard Cui

Inhaltsverzeichnis

1   Einführung Versorgungsmanagement

1.1   Übergeordnete Ziele

Die übergeordneten Ziele des Versorgungsmanagements im deutschen Gesundheitssystem beinhalten zum einen die Effektivitätssteigerung sowie die Effizienzsteigerung in der Patientenversorgung (Bloch, 2021). Zum anderen zielt das Versorgungsmanagement darauf ab, dass Behandlungsabläufe optimiert und somit die entstehenden Kosten gesenkt werden (Bloch, 2021). Frau Dr. Barbara Birkner bezeichnet die Zielsetzung des Versorgungsmanagements als eine Kontinuität und Integration arbeitsteiliger Versorgung (Birkner, 2017). Demnach ist ein weiteres übergeordnetes Ziel des Versorgungsmanagements die Gesundheit des Menschen in einem durchlaufenden Prozess und ohne Unterbrechungen nachhaltig zu verbessern (Birkner, 2017).

1.2   Entwicklung nachhaltiger Gesundheitsversorgung

Eine wichtige Rolle für eine nachhaltige Gesundheitsversorgung in Deutschland spielt die demografische Entwicklung und die damit einhergehende Finanzierungsproblematik (Sachverständigenrat zur Begutachtung der gesamtwirtschaftlichen Entwicklung [SVR], 2011). Die Problematik hierbei ist die rückläufige Bevölkerungszahl und die höhere Lebenserwartung in Deutschland. Dabei gibt der SVR an, dass vor allem die gesetzliche Kranken-, und Rentenversicherung zu einem erheblichen Teil zu einer Lücke der Tragfähigkeit der öffentlichen Finanzen beiträgt (SVR, 2011), was in der derzeitigen Form jedoch zu Lasten künftiger Generationen führt, sollte sich an der Situation nichts ändern. Somit macht es der Demografische Wandel gerade in Deutschland wichtig, die gegenwärtige Versorgungsstruktur des Gesundheitssystems anzupassen.

Die gerade im Hinblick auf den demografischen Wandel werden zukünftig sowohl chronische Krankheiten sowie die Multimorbidität älterer Menschen erhöht auftreten, was langfristig zu einer steigendenden Finanzierung für fachlich ausgebildete personelle Ressourcen sowie medizinischer und medizintechnischer Versorgungsgüter führt (Gerlach et al., 2018). Somit spielt auch der Wandel des Krankheitsspektrums sowie die medizinisch-technische Entwicklung eine Rolle bei nachhaltiger Gesundheitsversorgung in Deutschland.

2 Leistungsmanagement und Finanzmanagement

2.1 Satzungsleistungsangebote

In Tabelle 1 werden die Vor-, und Nachteile von zusätzlichen Satzungsleistungen aus Sicht der Krankenkassen erläutert.

Tabelle 1: Vor-, und Nachteile zusätzlicher Satzungsleistungen (eigene Darstellung)

	Pro	Contra
Zusätzliche Satzungsleistungen	Krankenkassen, welche zusätzliche Satzungsleistungen anbieten, heben sich im Wettbewerb mit anderen Krankenkassen deutlich ab (Kautz, 2016). So können Krankenkassen im Rahmen von zusätzlichen Satzungsleistungen auf einige individuelle Bedürfnisse von Versicherten eingehen, etwa bei Hebammenleistungen während der Schwangerschaft oder häuslicher Krankenpflege (Kautz, 2016) und so gegebenenfalls neue Mitglieder für sich gewinnen.	Satzungsleistungen können durch Satzungsänderungen auch reduziert werden, wodurch Versicherte regelmäßig, beispielsweise nach potentiellen Krankenkassenfusionen, darauf achten müssen, ob die von ihrer Kasse gewährten Satzungsleistungen weiterhin gewährt werden oder nicht mehr angeboten werden (Schuldzinski, 2021). Sollten sich Versicherungsnehmer speziell aufgrund gewisser Satzungsleistungen für eine bestimmte Krankenkasse entschieden haben, kann die Streichung der Satzungsleistung zu Spannungen zwischen Versicherten und Krankenkassen und somit zu einem Verlust der Mitglieder führen, wodurch die Krankenkasse letztlich Einnahmebußen widerfahren.
	Zusätzliche Satzungsleistungen können ebenso dazu genutzt werden,	Eine weitere Problematik bei der Einführung von Satzungsleistun-

| | | Versorgungslücken zu schließen sowie bei neu auf den Markt drängenden Versorgungsangeboten den Versicherten einen Mehrwert anzubieten (Moog et. al., 2019). Durch diesen Mehrwert besteht ebenfalls die Möglichkeit, neue Mitglieder für die jeweilige Krankenkasse zu generieren. | gen kann sich aus Sicht der Krankenkassen daraus ergeben, dass sich beispielsweise vermehrt „gesunde" Menschen für die Mitgliedschaft einer Krankenkasse entscheiden, um von den Vorteilen der Zusatzleistungen zu profitieren. Wenn beispielsweise viele „gesunde" Versicherungsnehmer lediglich die Zusatzleistung von professioneller Zahnreinigung in Anspruch nehmen, hat die jeweilige Krankenkasse vermehrte Ausgaben. |
| | | Einige Satzungsleistungen können bei Einführung von der jeweiligen Krankenkasse auch nur zu einem Teil bezuschusst werden, wie etwa bei Gesundheitskursen und Osteoplastischen Behandlungen (Schuldzinski, 2021). Sollten die Krankenkassen beispielsweise die Gesundheitskurse nur zu 75% bezuschussen, sind die finanziellen Ausgaben nicht ganz so gravierend wie etwa bei 100% Beteiligung. Durch den Mehrwert solcher Gesundheitskurse besteht die Möglichkeit der Gesundheitsförderung der Teilnehmer und somit eine langfristige | |

| | Kostensenkung für die jeweilige Krankenkasse (Jung, 2020). | |

2.2 Finanzierung von Satzungsleistungen

Das fünfte Sozialgesetzbuch gibt den Rahmen der gesetzlich vorgeschriebenen Regelleistungen gesetzlicher Krankenkassen vor (Wendeler & Lange, 2021). Diese Regelleistungen sind nach den §§ 220 – 258 SGB V beitragsfinanziert, werden also nach versicherungspflichtigen Beschäftigungsverhältnissen bemessen (Preis, 2020). Dieser so entstandene Beitragssatz beträgt 15,5%, wobei sich Arbeitnehmer und Arbeitgeber die Summe teilen (Preis, 2020).

Dem gegenüber stehen Satzungsleistungen als eine Art Mehrleistung, welche als individuelle Zusatzbeiträge auf Kassensatzungsgrundlage finanziert werden (Preis, 2020). Die Finanzierung der Satzungsleistungen ergeben sich somit individuell aus den Satzungen der jeweiligen Krankenkassen und wird von den Krankenkassen mit Satzungsleistungen individuell berechnet, jedoch auf im Durchschnitt auf höchstens 1% der beitragspflichtigen Einnahmen begrenzt (Preis, 2020). Für die Mitglieder der Krankenkassen soll der Zusatzbeitrag durch die Satzungsleistungen nachvollziehbar sein und somit ein Kostenbewusstsein erreicht werden.

2.3 Zusatzbeitrag als Wettbewerbsinstrument

Durch die Übernahme von Zusatzbeiträgen und des damit einhergehenden Kostenbewusstseins sollten Mitglieder von gesetzlichen Krankenkassen eher zu einem bewussten und begründeten Wechsel der Krankenkasse gebracht werden. Seit dem Reformwechsel des Zusatzbeitrages im Jahr 2019, wonach sich sowohl Arbeitnehmer als auch Arbeitgeber sich die Zahlung des Zusatzbeitrages der Krankenkasse teilen, hat sich einiges verändert. Gerade im Hinblick auf die Covid-19-Pandemie sowie durch diverse Gesundheitsreformen haben sich die Ausgaben von Krankenkassen erhöht, was wiederum auch die Zusatzbeiträge einiger Krankenkassen in die Höhe trieb (Rieder & Krempel, 2021). Im Durchschnitt verlangen Krankenkassen für das Jahr 2021 einen Zusatzbeitrag in Höhe von 1,3% (Rieder & Krempel, 2021). In einem Krankenkassenvergleich von Januar 2021 wurde festgestellt, dass einige Krankenkassen (speziell im Rahmen des Vergleichs fünf empfohlene Krankenkassen) im Rahmen des Zusatzbeitrages als Wettbewerbsinstrument ihr Angebot speziell im Hinblick auf die Themenfelder: Sport, Impfung und alternative Heilmethoden ausgebaut haben (Rieder, 2021). So nutzen einige Krankenkassen den im Rahmen der Pandemie erhöhten Zusatzbeitrag für die Bevölkerungsrelevanten Themen, um sich im Wettbewerb abheben zu wollen.

2.4 Morbi-RSA

Der morbiditätsorientierte Risikostrukturausgleich, kurz: Morbi-RSA, dient seit dem Jahr 2009 als Verteilungstool der Gelder an die Krankenkassen aus dem Gesundheitsfond (Senf, Neumann & Höfinghoff, 2018). Danach verteilen sich die Gelder an die Krankenkassen unter anderem anhand folgender Merkmale der Versicherungsmitglieder: Alter, Geschlecht und Höhe des Versorgungsaufwandes von Menschen mit einer kostenintensiven chronischen oder schwerwiegenden Krankheit (Kautz, 2020). Danach erhalten Krankenkassen, welche Versicherungsnehmer mit einer oder mehrerer von 80 ausgewählten Krankheiten als Mitglieder haben, mehr Geld aus dem Gesundheitsfond als Krankenkassen, deren Mitglieder keine schwerwiegende und kostenintensive Krankheit aufweisen (Kautz, 2020).

Krankenkassen, die mit dem nach dem Morbi-RSA verteilten Geldern nicht auskommen, stützen sich auf die oben bereits erwähnten, im Jahr 2015 durch das GKV-Gesetz eingeführten Zusatzbeiträge, was zu einer Grundsatzdebatte führte, in welcher Krankenkassen und Kassenverbände eine Reform des Morbi-RSA fordern (Drösler et al., 2017). Genau dieser Punkt kann auch als größter Kritikpunkt gelten: Krankenkassen, dessen überwiegender Großteil an Mitgliedern einen gesunden Lebensstil führt und nicht an einer der im Rahmen des Morbi-RSA aufgeführten 80 Erkrankungen leiden, müssen aus wirtschaftlicher Sicht oft zu Mitteln wie den Zusatzbeiträgen zurückgreifen, was wiederum den Versicherungsnehmern, beziehungsweise auch Arbeitgebern zulasten fällt. Eine Option zur Weiterentwicklung des Systems besteht darin, eine höhere Anzahl als die bisherigen 80 Krankheiten auszuwählen, um ein höheres Gleichgewicht unter den Versicherungsnehmern zu gewährleisten.

3   Kundenmanagement

3.1   Maßnahme „Wahltarife"

Tabelle 2 soll einen Überblick der verschiedenen Wahltarife in Bezug auf die jeweilige Zielgruppe geben sowie die jeweiligen Vor-, und Nachteile der einzelnen Wahltarife aufzeigen.

Tabelle 2: Wahltarife (Eigene Darstellung. Inhalt nach: Litsch und Hoyer, 2016, sowie: Havlat, 2018)

Wahltarife	Beschreibung	Zielgruppe
Selbstbehalttarif	Im Gegenzug für eine vereinbarte Prämienzahlung tragen Versicherte dieser Wahlleistung einen Teil der Behandlungskosten bei Inanspruchnahme selber. Nachteil: Es besteht für Versicherungsnehmer dieser Wahlleistung das Risiko, Behandlungskosten selber tragen zu müssen, da die Prämie geringer ausfallen kann als der potentielle Selbstbehalt. Vorteil: Gesunde Versicherungsnehmer, welche durch Nichtinanspruchnahme von Behandlungen etc. der jeweiligen Krankenkasse Geld einsparen, erhalten Jährlich eine Prämienzahlung in Höhe von bis 600€.	Gesunde Versicherungsnehmer, welche im laufenden Versicherungsjahr der jeweiligen Krankenkasse Kosten durch Inanspruchnahme von Behandlungen und dergleichen verursachen.

Tarif für Nichtinanspruchnahme von Leistungen	Bei dieser Wahlleistung besteht die Möglichkeit einer Prämienzahlung, wenn im laufenden Versicherungsjahr keine Leistungen außer Vorsorgeuntersuchungen in Anspruch genommen werden. Nachteil: Es besteht die Möglichkeit, dass Versicherte gesundheitliche Beeinträchtigungen oder verschleppte Krankheiten in Kauf nehmen, da sie die Prämien am Jahresende ergattern wollen. Vorteil: Versicherungsnehmer gehen bei dieser Wahlleistung kein finanzielles Risiko ein, da die Krankenkasse die Behandlungskosten bei Nutzung dennoch zahlt. Nur die Prämie am Jahresende würde dabei entfallen.	Gesunde Versicherungsnehmer, welche selten bis gar nicht medizinische Behandlungen außer Vorsorgeuntersuchungen in Anspruch nehmen und dadurch der jeweiligen Krankenkasse wenig bis keine Kosten verursachen.
Kostenerstattungstarife	Die Versicherungsnehmer dieser Wahlleistung gehen in Vorkasse bei den Leistungserbringern und erhalten einen von der Kasse festgelegten Kostenanteil und gegebenenfalls Prämienzahlungen zurück.	Zielgruppe dieses Wahltarifes sind Versicherungsnehmer, welche ein Interesse an der Nutzung umfangreicherer Leistungen im Hinblick auf den Leistungskatalog, etwa der Nutzung von Einzelzimmern bei

	Nachteile:	Krankenhausaufenthalt,
	Manche Satzungen zu diesem Wahltarif beinhalten den Passus, dass nicht alle anfallenden Kosten von der Kasse übernommen werden, sodass Versicherungsnehmer einen relativ hohen Anteil der Behandlung aus eigener Tasche zahlen müssen (Schuldzinski, 2021).	haben.
	Vorteile: Versicherungsnehmer können höhere Behandlungskosten von der Krankenkasse erstattet bekommen, etwa bei der Wahl eines Einzelzimmers bei Krankenhausaufenthaltes oder im Rahmen einer Auslandsreisekostenversicherung.	
Kostentarif für Arzneimittel besonderer Therapierichtungen	Diese Wahlleistung enthält die Kostenerstattung von der Regelversorgung ausgeschlossene Arzneimitteln, etwa Homöopathische Mittel.	Die Zielgruppe sind Versicherungsnehmer, welche ein Interesse an besonderen alternativen Therapierichtungen haben.
	Nachteile: Manche Satzungen sehen vor, dass beispielsweise nicht alle Leistungserbringer Verschreibungen für Arzneimittel besonderer Therapierichtungen ausstellen dürfen.	

	Vorteile: Versicherungsnehmer dieser Wahlleistung können beispielsweise Arzneimittel auf homöopathischer, anthroposophischer oder phytotherapeutischer Basis erstattet bekommen, welche ansonsten aus eigener Tasche bezahlt werden müssten.	
Wahltarif mit eingeschränktem Leistungsumfang	Die Versicherungsnehmer dieser Wahlleistung zahlen Prämien im Rahmen zuvor ausgewählter eingeschränkter Leistungen. **Nachteile:** Sollten bei den Versicherungsnehmern dieser Wahlleistung unerwarteter Weise Krankheiten auftreten, welche nicht in den vorhereingeschränkten Leistungskatalog aufgenommen wurden, werden diese nicht Erstattet und müssen somit selbst gezahlt werden. **Vorteile:** Die Kosten für Versicherungsnehmer dieser Wahlleistung halten sich in Grenzen, da nur für die zuvor ausgewählten Leistungen gezahlt wird,	Die Zielgruppe sind relativ gesunde, Preisbewusste Versicherungsnehmer, welche mit dem eingeschränkten Leistungsumfang gewisse Basisleistungen abgedeckt haben möchten und dafür einen geringeren Beitrag zahlen.

3.2 Ziele und Risiken von „Wahltarifen"

Wahltarife werden von gesetzlichen Krankenkassen als Marketinginstrument genutzt, um sowohl die Nutzung medizinischer Leistungen gezielt zu steuern sowie um Versicherungsnehmer durch die teils ein-, bis mehrjährigen Laufzeiten an sich zu binden (Weber, 2007). Durch die gezielte Steuerung der genutzten medizinischen Leistungen können beispielsweise die Ausgaben der Krankenkassen gezielt im Auge behalten werden.

Ein mögliches Risiko besteht in der Kostenkalkulation solcher Wahltarife: Sollten Krankenkassen keine plausible Kostenkalkulation an die zuständigen Aufsichtsbehörden liefern können, kann die Genehmigung für Wahltarife den jeweiligen Kassen entzogen werden (Weber, 2007). Auch bedarf es für eine solide Kalkulation einer ausreichenden Menge an Versicherungsnehmern, welche die Wahltarife buchen, da es ansonsten aufgrund einiger weniger krankheitsanfälligerer Wahltarifversicherter zu erhöhten Leistungsausgaben der Kassen kommen kann (Weber, 2007).

4 Innovative Versorgungsformen

4.1 Definition

Innovative Versorgungsformen bezeichnen themenübergreifende, prozesskoordinierte Projekte in der Gesundheitsversorgung, welche dabei helfen sollen, einer Unter-, und Fehlversorgung im Gesundheitswesen durch eine reine Grundversorgung entgegen zu wirken (Härter & Koch-Gromus, 2015). Demnach sollen innovative Versorgungsformen dazu beitragen, die Angebotsstruktur der Gesundheitsversorgung zu verbessern und zu erweitern. Beispielsweise basiert das unter Kapitel 4.3 angeschnittene Konzept der hausarztzentrierten Versorgung auf einer innovativen Versorgungsform und wird als Selektivvertrag zwischen besonders qualifizierten Hausärzten und der gesetzlichen Krankenversicherung abgeschlossen (Kautz, 2011). Krankenkassen und Leistungserbringer müssen im Rahmen der Gesundheitsversorgung eine gewisse Grundversorgung anbieten, welche in sogenannten Kollektivverträgen festgehalten sind (Litsch & Hoyer, 2021). Somit besteht im Rahmen von Kollektivverträgen ein Sicherstellungsauftrag für eine bedarfsgerechte ärztliche Versorgung (Schichtel, 2010). Neben den Kollektivverträgen können Krankenkassen mit zugelassenen Vertragspartnern, etwa medizinische Versorgungszentren oder pharmazeutische Unternehmen, zusätzliche Versorgungsleistungen anbieten, welche in Selektivverträgen festgehalten werden (Litsch & Hoyer, 2021). Somit werden

Selektivverträge eher als Ergänzung zu Kollektivverträgen aufgefasst (Neumann / Wolf-schütz, 2015). Selektivverträge können beispielsweise auch auf regionale Besonderheiten der Gesundheitsversorgung eingehen, welche nicht notwendigerweise überregional abge-deckt werden müssen.

4.2 Selektiv-, und Kollektivverträge

Da Kollektivverträge, wie unter Kapitel 4.1 erwähnt, die medizinische Grundversorgung der Bevölkerung gewährleisten sollen, werden die Inhalte der Selektivverträge eher als Experiment betrachtet, ob und inwieweit man Verbesserungen im Sinne von Leistungen im Rahmen von Kollektivverträgen aufnehmen kann (Neumann & Wolfschütz, 2015).

Im Rahmen der Vor-, und Nachteile von Selektiv-, und Kollektivverträgen kann man diese aus drei Sichten beschreiben: Aus der Sicht von Versicherungsnehmern, aus Ärzte-sicht, ergo die Leistungserbringer, und aus der Sicht der Krankenkassen. Tabelle 3 und 4 zeigen die Vor-, und Nachteile von Kollektiv-, beziehungsweise Selektivverträgen aus allen drei Sichtweisen.

Tabelle 3: Vor-, und Nachteile von Kollektivverträgen (eigene Darstellung, Inhalt nach: Schichtel, 2010)

Kollektivverträge	Vorteile	Nachteile
Ärztesicht	Gleiche Verträge für alle gesetzliche Krankenkas-sen, somit „leichte" Ab-rechnung	Gleichgeschaltete Verträge
Krankenkassensicht	Ein fester Vertragspartner	Gegebenenfalls schwere Ver-handlungen mit Monopolisten
Versichertensicht	Einheitliche, medizinische (Grund-)Versorgung	Keine regionale oder lokale Dif-ferenzierung der medizinischen Versorgung

Im Rahmen der Kollektivverträge ist der stärkste Vorteil definitiv auf Seiten der Versi-cherungsnehmer, welche Landesweit von einer einheitlichen medizinischen Grundver-sorgung profitieren. Der größte Nachteil wiederum findet sich im Rahmen der Finanzierung auf Seiten der Krankenkassen und Ärzte: Zum einen können Monopolisten die Verhandlungen erschweren, andererseits sind Ärzte Landesweit an gleichgeschaltete Verträge gebunden.

Tabelle 4: Vor-, und Nachteile von Selektivverträgen (eigene Darstellung, Inhalt nach: Schichtel, 2010)

Selektivverträge	Vorteile	Nachteile
Ärztesicht	Wahlmöglichkeiten verschiedener Vertragsangebote mit den Krankenkassen über medizinische Versorgung	Gegebenenfalls treten Vertragsbrüche seitens Krankenkassen auf, sodass Ärzte für medizinische Versorgung eventuell teilweise nicht bezahlt werden
Krankenkassensicht	- Auswahlmöglichkeit potentieller Leistungserbringer - Potentielle dezentrale und innovative Systemweiterentwicklung - Flexible Reaktionsmöglichkeit auf regionale Versorgungsnotwendigkeiten - Verhandlungsmöglichkeiten zu regional unterschiedlichen Vergütungsformen	Sicherstellungsauftrag wird auf die Krankenkassen rückverlagert, sodass diese Aufgaben hinsichtlich der Qualitätskontrolle, Bedarfsplanung sowie Abrechnungs-, und Wirtschaftlichkeitskontrolle übernehmen müssten, was kleinere Krankenkassen organisatorisch eventuell nicht gewährleisten können.
Versichertensicht	Wahlmöglichkeiten verschiedener Vertragsangebote der Krankenkassen	Versicherungsnehmer verlieren den Überblick zwischen der Vielzahl an Auswahlmöglichkeiten und entscheiden sich für etwas,

		das gegebenenfalls nicht benötigt wird.

Die Vorteile von Selektivverträgen sind die flexiblen Wahl-, und Reaktionsmöglichkeiten von Versicherungsnehmern und Krankenkassen. Auf regionale medizinische Besonderheiten kann individuell Reagiert werden. Ein großer Nachteil ist jedoch zum einen der erwähnte Sicherstellungsauftrag, im Rahmen dessen es sein kann, dass die Qualitätskontrolle nachlassen kann.

4.3 Hausarztzentrierte Versorgung

Eine Langzeitevaluation zur hausarztzentrierten Versorgung in Baden-Württemberg ergab, dass eingeschriebene Patienten bei niedrigeren Kosten besser versorgt werden und eine durchschnittlich höhere Lebenserwartung aufweisen (Osterloh, 2018).

Weiterhin wird angegeben, dass etwa 166.000 Versicherungsnehmer mit einer koronaren Herzkrankheit im Rahmen der hausarztzentrieren Versorgung in einem Zeitraum von fünf Jahren ca. 46000 Tage weniger aufgrund der koronaren Herzkrankheit in einem Krankenhaus verbrachten.

Vorstandsvorsitzende der AOK Baden-Württemberg gaben an, dass aufgrund der hausarztzentrierten Versorgung an anderer Stelle, etwa durch vermiedene Krankenhausausgaben und Einsparungen in der Arzneimitteltherapie, Entlastungen in Höhe von 319 Millionen Euro entstanden sind (Osterloh, 2018). Somit blieb der AOK ein positiver Saldo in Höhe von 50 Millionen Euro. Somit hat das Angebot einer hausarztzentrierten Versorgung bei zunächst hohen Investitionen aber einen langfristig wirkungsvollen positiven Effekt auf das Finanzmanagement von Krankenkassen.

5 Modellierung und Entscheidungsfindung

5.1 Ausgangssituation

Abbildung 1 veranschaulicht die geschilderte Ausgangssituation anhand eines sogenannten Entscheidungsbaumes. Ausgehend davon, dass es ein neues Therapieverfahren zur Behandlung von Katzenallergie gibt, entwickelt sich der Entscheidungsbaum über die

Wahl der Anwendung und der Nichtanwendung des Verfahrens bis hin zu den dazugehörigen QALYs und den entsprechend auftretenden Kosten.

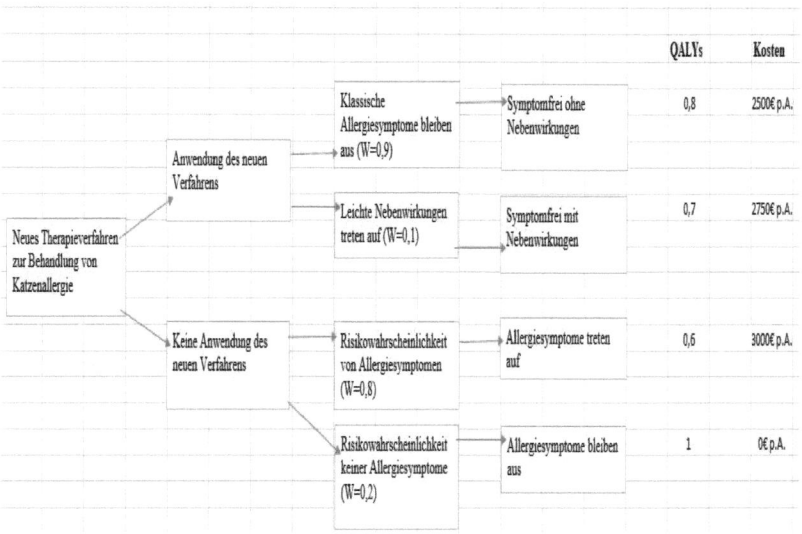

Abbildung 1: Entscheidungsbaum für die Ausgangssituation (eigene Darstellung)

Tabelle 5 stellt die wichtigsten Werte in Bezug auf die Anwendung der neuen Therapie zur Behandlung von Katzenallergie dar, wohingegen Tabelle 6 die wichtigsten Werte in Bezug auf die Nichtanwendung der neuen Therapie darstellt.

Tabelle 5: Modell zur Anwendung der neuen Therapie (eigene Darstellung)

Entscheidungsarm	W	Qualy	EW Qualy	Kosten	EW Kosten
1	0,9	0,8	0,72	2500€	2250€
2	0,1	0,7	0,07	2750€	275€
Anwendung der neuen Therapie			0,79		2525€

Tabelle 6: Modell zur Nichtanwendung der neuen Therapie (eigene Darstellung)

Entscheidungsarm	W	Qualy	EW Qualy	Kosten	EW Kosten
1	0,8	0,6	0,48	3000€	2400€
2	0,2	1	0,2	Ø	Ø
Nichtanwendung der neuen Therapie			0,68		2400

5.2 Kosten-Effektivitäts-Relation

Um die durchschnittlichen Kosten-Nutzen-Relationen berechnen zu können, benötigt man zunächst die Erwartungswerte der QALYs (EWQ = W x QALYs) und die Erwartungswerte der Kosten (EWK = W x Kosten). Die Berechnungsformel für die Kosten-Nutzen-Relation lautet: EWK/EWQ. In Tabelle 7 sieht man das Ergebnis für das vorliegende Beispiel für die Anwendung der neuen Therapie zur Behandlung von Katzenallergie.

Tabelle 7: Kosten-Nutzen-Relation (eigene Darstellung)

Neue Therapie	EWK	EWQ	Kosten-Nutzen-Relation
Anwendung	2525€	0,79	3196,20€/Q
Keine Anwendung	2400€	0,68	3529,41€/Q

Die Kosten-Nutzen-Relation fällt mit 3196,20€/Q gegenüber 3529,41€/Q zugunsten der Anwendung der neuen Therapie zur Behandlung von Katzenallergie aus. Somit fällt die Anwendung der neuen Therapie kosteneffektiv aus.

6   Literaturverzeichnis

Birkner, B. Dr. (2017). Einführung in das Versorgungsmanagement. In: *Studienheft der Apollon Hochschule der Gesundheitswirtschaft.* Zugriff am: 23.04.2021. Verfügbar unter https://www.apollon-hochschule.de/fileadmin/content/pdf/Probekapitel_Versorgungsmanagement_VEMAM01.pdf

Bloch, E. Dr., (2021). Versorgungsmanagement. In: *Gabler Versicherungslexikon.* Zugriff am: 23.04.2021. Verfügbar unter https://www.versicherungsmagazin.de/lexikon/versorgungsmanagement-1947105.html

Bundesministerium für Gesundheit [Hrsg.] (2014). Wettbewerb im Gesundheitswesen Zugriff am: 17.04.2021. Verfügbar unter http://www.bmg.bund.de/krankenversicherung/herausforderungen/wettbewerb.html

Drösler, S., Prof. Dr., Garbe, E., Prof. Dr., Hasford, J., Prof. Dr., Schubert, I., Dr., Ulrich, V., Prof. Dr., van de Ven, W., Prof. Dr., et al. (2017). Sondergutachten zu den Wirkungen des morbiditätsorientierten Risikostrukturausgleichs. *Erstellt im Auftrag des Bundesministeriums für Gesundheit.* Zugriff am: 17.04.2021. Verfügbar unter https://www.aok-bv.de/imperia/md/aokbv/hintergrund/dossier/morbi-rsa/zusammenfassung_bva_sondergutachten_morbi-rsa.pdf

Gerlach, F., Greiner, W., Haubitz, M., Meyer, G., Schreyögg, J., Thürmann, P., et al. (2018). Herausforderung durch den demografischen Wandel. In: *Gutachten 2018 des Sachverständigenrates zur Begutachtung der Entwicklung im Gesundheitswesen - Bedarfsgerechte Steuerung der Gesundheitsversorgung*, S. 53-68. Drucksache 19/3180. Zugriff am: 21.04.2021. Verfügbar unter http://dipbt.bundestag.de/doc/btd/19/031/1903180.pdf

Härter, M. & Koch-Gromus, U. (2015). Innovative Versorgungsformen und Modelle der vernetzten Versorgung. *Bundesgesundheitsblatt-Gesundheitsforschung-Gesundeitsschutz,* 58, Seite 341-344. Zugriff am: 19.04.2021. Verfügbar unter https://doi.org/10.1007/s00103-015-2138-1

Havlat, O. (2018). Wahltarife der Krankenkassen für besondere Beitragsregelungen. *Redaktioneller Beitrag der Verbraucherzentrale*. Zugriff am: 18.04.2021. Verfügbar unter https://www.verbraucherzentrale.de/wissen/gesundheit-pflege/krankenversicherung/wahltarife-der-krankenkassen-fuer-besondere-beitragsregelungen-13613

Jung, W. Dr. (2020). Präventionskurse: Was zahlt die Kasse? In: *Health Rise GmbH - Mein Gesundheitsportal*. Zugriff am: 14.04.2021. Verfügbar unter https://www.health-rise.de/praeventionskurse/

Kautz, H. (2011). Selektivvertrag. Von: *Bundesagentur für Gesundheit*. Zugriff am: 19.04.2021. Verfügbar unter https://www.bundesgesundheitsministerium.de/service/begriffe-von-a-z/s/selektivvertrag.html

Kautz, H. (2016). Satzungsleistungen der GKV. Von: *Bundesagentur für Gesundheit*. Zugriff am 14.04.2021. Verfügbar unter https://www.bundesgesundheitsministerium.de/service/begriffe-von-a-z/s/satzungsleistungen-der-gkv.html

Kautz, H. (2020). Risikostrukturausgleich (RSA). Von: *Bundesagentur für Gesundheit*. Zugriff am 17.04.2021. Verfügbar unter https://www.bundesgesundheitsministerium.de/risikostrukturausgleich.html

Litsch, M. und Hoyer, J.M. (2016). Wahltarife. In: *Onlinelexikon des AOK Bundesverbandes*. Zugriff am: 18.04.2021. Verfügbar unter https://www.aok-bv.de/lexikon/w/index_00050.html

Litsch, M. und Hoyer, J.M. (2021). Selektivverträge und Kollektivverträge. In: *AOK-Fachportal für Leistungserbringer*. Zugriff am: 19.04.2021. Verfügbar unter https://www.aok.de/gp/aerzte-psychotherapeuten/selektivvertraege-und-kollektivvertraege

Moog, S. Dr., Vollmer, J., Fetzer, S. Dr. Prof., Maday, C. (2019). *Forschungsgutachten Auswirkungen der Satzungsleistungen nach§11Absatz 6 SGBV auf den Wettbewerb innerhalb der gesetzlichen Krankenversicherung und zur privaten Krankenversicherung. Endbericht.* Bearbeitet von Prognos AG und Erstellt im Auftrag des Bundesministeriums für Gesundheit. Zugriff am: 14.04.2021. Verfügbar unter https://www.bundesgesundheitsministerium.de/fileadmin/Dateien/5_Publikationen/Gesundheit/Berichte/19-02-04_Prognos_Endbericht.pdf

Neumann, K. Dr. & Wolfschütz, A. (2015). Versorgungsangebot: Selektivverträge als Innovationsmotor? Erschienen in: *Magazin des Verbandes der Ersatzkassen*, Ausgabe 1./2. 2015. Zugriff am: 20.04.2021. Verfügbar unter https://www.vdek.com/magazin/ausgaben/2015-0102/titel-versorgungsangebot.html

Osterloh, F. (2018). *Hausarztzentrierte Versorgung: Patienten geht es besser*. In: Deutsches Ärzteblatt, Jg. 115, Heft 43, 26.Oktober 2018. Zugriff am: 21.04.2021. Verfügbar unter https://www.aerzteblatt.de/archiv/202053/Hausarztzentrierte-Versorgung-Patienten-geht-es-besser

Preis, U. Prof. Dr. Dr. (2020). *Finanzierung der gesetzlichen Krankenversicherung*. PDF Seite 1-7 in: Institut für Deutsches und Europäisches Arbeits-, und Sozialrecht. (IDEAS). Zugriff am: 17.04.2021. Verfügbar unter https://www.sozialrecht.jura.uni-koeln.de/fileadmin/_migrated/content_uploads/Finanzierung_der_gesetzlichen_Krankenversicherung_01.pdf

Rieder, J. & Krempel, A. (2021). *Zusatzbeitrag der Krankenkasse: Durch einen Krankenkassenwechsel kannst du sparen*. Artikel von Finanztip Verbraucherinformation GmbH. Zugriff am: 17.04.2021. Verfügbar unter https://www.finanztip.de/gkv/gkv-zusatzbeitrag/

Rieder, J. (2021). *Krankenkassenvergleich: So findest du die passende Krankenkasse*. Artikel von Finanztip Verbraucherinformation GmbH. Zugriff am: 17.04.2021. *Verfügbar unter https://www.finanztip.de/gkv/*

Sachverständigenrat zur Begutachtung der gesamtwirtschaftlichen Entwicklung [SVR], (2011). *Herausforderungen des demografischen Wandels*. Expertise im Auftrag der Bundesregierung. Zugriff am: 21.04.2021. Verfügbar unter https://www.econstor.eu/bitstream/10419/75371/1/659516950.pdf

Schichtl, P. Dr. (2010). Kollektivverträge und Selektivverträge in der ambulanten ärztlichen Versorgung - Der Sicherstellungsauftrag als Bewährungsprobe der KV'en? Beitrag für: *Gesellschaft für Sozialen Fortschritt e.V.* Zugriff am: 20.04.2021. Verfügbar unter https://www.sozialerfortschritt.de/wp-content/uploads/2010/06/Schichtel.pdf

Schuldzinski, W. (2021). *Wahltarife und Satzungsleistungen der Krankenkassen - Eine Orientierungshilfe im Tarif- und Satzungsleistungsdschungel.* In: Ratgeber der Verbraucherzentrale Nordrhein-Westfalen e.V. Zugriff am: 14.04.2021. Verfügbar unter https://www.igel-aerger.de/sites/default/files/2018-09/Flyer_wahltarife_und_satzungsleistungen_der_Krankenkassen.pdf

Senf, K., Neumann, M. & Höfinghoff, K. (2018). *Kurs halten beim Kassenausgleich.* Im: AOK-Dossier „Gesundheit und Gesellschaft" zum Thema Morbi-RSA von 10/2018 (21. Jahrgang). Zugriff am: 17.04.2021. Verfügbar unter https://www.aok-bv.de/imperia/md/aokbv/hintergrund/gesundheit_und_gesellschaft/spezial/gg_10_rsa_sonderdruck_ansicht.pdf

Weber, G. (2007). Kundenbindung durch Wahltarife – Neue Möglichkeiten im Krankenkassen-Marketing. *Gesundheits- und Sozialpolitik, 61*(7/8), 54-63. Zugriff am: 18.04.2021. Verfügbar unter https://www.jstor.org/stable/26766763

Wendeler, J. Prof. Dr. und Lange, S. Dr. (2021) *Regelleistung.* In: Stiftung für Qualität und Wirtschaftlichkeit im Gesundheitswesen: Gesundheitsinformationen.de. Zugriff am: 17.04.2021. Verfügbar unter https://www.gesundheitsinformation.de/glossar/regelleistung.html

7   Abbildungs- und Tabellenverzeichnis

7.1 Abbildungsverzeichnis

7.2 Tabellenverzeichnis

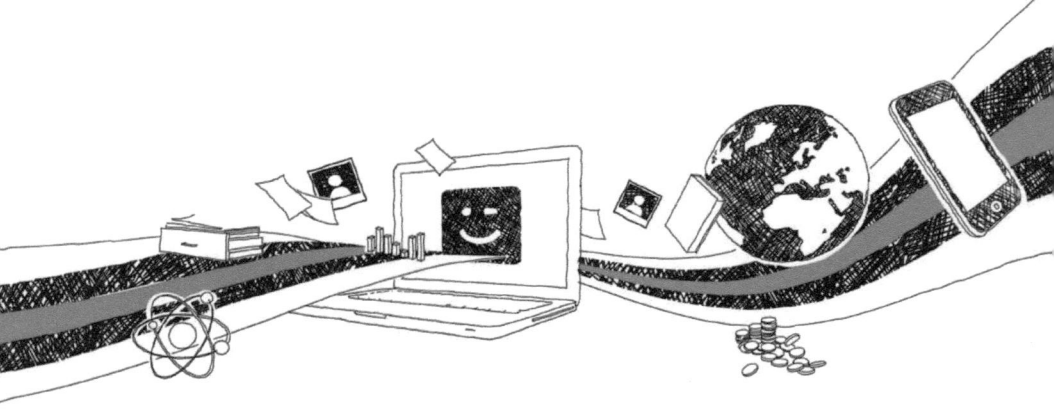
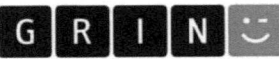